BEI GRIN MACHT SICH IHR WISSEN BEZAHLT

- Wir veröffentlichen Ihre Hausarbeit,
  Bachelor- und Masterarbeit

- Ihr eigenes eBook und Buch -
  weltweit in allen wichtigen Shops

- Verdienen Sie an jedem Verkauf

Jetzt bei www.GRIN.com hochladen und kostenlos publizieren

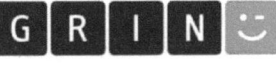

Bibliografische Information der Deutschen Nationalbibliothek:

Die Deutsche Bibliothek verzeichnet diese Publikation in der Deutschen National-
bibliografie; detaillierte bibliografische Daten sind im Internet über http://dnb.d-
nb.de/ abrufbar.

Impressum:

Copyright © 2019 GRIN Verlag
Druck und Bindung: Books on Demand GmbH, Norderstedt Germany
ISBN: 9783668960077

Dieses Buch bei GRIN:

https://www.grin.com/document/480135

Anonym

Psychologie des Gesundheitsverhaltens. Selbstwirksamkeitserwartung im Bereich der gesunden Ernährung

GRIN Verlag

GRIN - Your knowledge has value

Der GRIN Verlag publiziert seit 1998 wissenschaftliche Arbeiten von Studenten, Hochschullehrern und anderen Akademikern als eBook und gedrucktes Buch. Die Verlagswebsite www.grin.com ist die ideale Plattform zur Veröffentlichung von Hausarbeiten, Abschlussarbeiten, wissenschaftlichen Aufsätzen, Dissertationen und Fachbüchern.

Besuchen Sie uns im Internet:

http://www.grin.com/

http://www.facebook.com/grincom

http://www.twitter.com/grin_com

Deutsche Hochschule für

Prävention und Gesundheitsmanagement

Hermann Neuberger Sportschule 3

66123 Saarbrücken

Einsendeaufgabe

Fachmodul: Psychologie des Gesundheitsverhalten

Studiengang: Bachelor of Arts Gesundheitsmanagement

Datum
Präsenzphase: 01.04.19 – 03.04.19

Studienort: **Saarbrücken**

Semester: **WS 18**

Inhaltsverzeichnis

1 Aufgabe 1- Selbstwirksamkeitserwartung

1.1 Definition von Selbstwirksamkeitserwartung

Selbstwirksamkeitserwartung oder auch Kompetenzerwartung bezeichnet die Anforderung an sich selbst, mit Hilfe vorhandener Möglichkeiten eine erhoffte Handlung selbständig auf effektive Weise bewältigen zu können. Diese Kompetenz kann auch unter schwierigen Bedingungen, als der Glauben, in die eigene Handlungsweise verstanden werden. Menschen, die die Kompetenz besitzen, positiv in ihr eigenes Können zu vertrauen, haben demnach eine gesteigerte Selbstwirksamkeitserwartung (Egger, 2015).

1.2 Selbstwirksamkeitserwartung zum Thema gesunde Ernährung

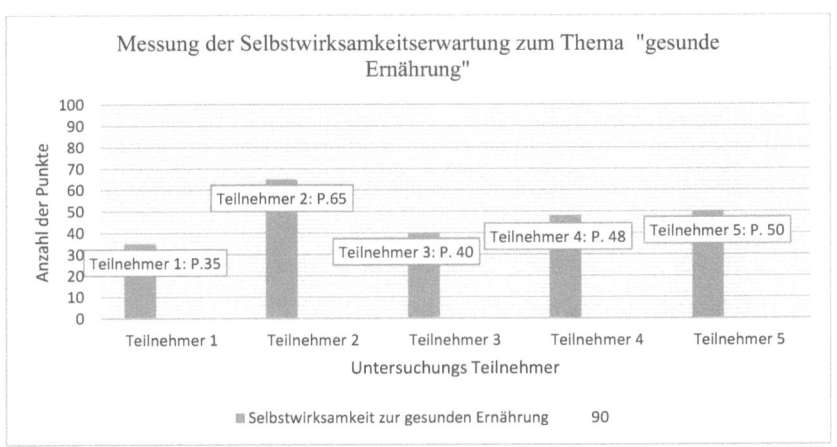

Abbildung 1: Fragebogen Auswertung zum Thema "Selbstwirksamkeitserwartung zur gesunden Ernährung" (eigene Darstellung)

Um die Selbstwirksamkeitserwartung zum Thema gesunde Ernährung zu messen, wurde für alle Teilnehmer ein einheitlicher Fragebogen entwickelt. Die Punktzahl konnte von mindestens null bis maximal 90 erreicht werden. Die Teilnehmer mussten sich zu folgendem Fragestamm „Ich bin mir sicher, mich auch gesund ernähren zu können, wenn" äußern und dann eine Liste von 18 weiteren auf den Fall bezogenen Verhaltensweisen

(„… ich im Restaurant bin", … ich Stress habe") beantworten. Der Fragebogen von Gölz et al. basiert auf 5 Antwortmöglichkeiten von eins „gar nicht sicher" bis fünf „ganz sicher

(Gölz, Schwarzer & Fuchs, 1998, S. 29).

Die Messung wurde an fünf Personen in meinem beruflichen Umkreis vorgenommen. Hierbei hatten alle Teilnehmer Erfahrung mit dem Thema „gesunde Ernährung", jedoch ist diese unterschiedlich ausgeprägt. Die meisten der Probanden achten sehr auf eine ausgewogene Ernährung. Ein kleiner Teil der Teilnehmer verzichtet ganz auf Zucker und ungesunde Fette in allen Lebensbereichen.

An der Messung haben Frauen und Männer teilgenommen, die sich zwischen 20 und 60 Jahren befanden. Jeder der Teilnehmer beschäftig sich privat, aber auch beruflich mit der Thematik.

Die Auswertung zeigt, dass die Selbstwirksamkeitserwartung im Durschnitt bei 47,6 Punkten liegt. In der Darstellung ist deutlich zu erkennen, dass drei von fünf Probanden über der Hälfte der maximalen Punktzahl liegen. Diese Erkenntnis lässt auf ein hohes Maß an Selbstbeherrschung schließen, sich selbst in schwierigen Situationen nicht der Versuchung ungesunder Lebensmittel zu beugen. Da es sich bei dieser Auswertung um eine Querschnittsstudie handelt, kann keine Kausalaussage getroffen werden. Eine Verallgemeinerung ist durch die geringe Anzahl an Probanden nicht möglich.

1.3 Zwei wissenschaftliche Studien zum Thema „Selbstwirksamkeitserwartung"

Tabelle 1: Auswertung der zwei Studien (eigene Darstellung)

	Dohnke et al. (2006)	Schneider & Rief (2007)
Fragestellung (en)	Je höher und positiver die Selbstwirksamkeitserwartung und Ergebnisserwartung am Anfang einer Rehabilitation bei Patienten ist, desto besser sind die erzielten Ergebnisse am Reha- Ende und bei der Regeneration. (Dohnke,Müller-Fahrnow & Knäuper, 2006).	Findet bei Menschen die Therapieerfolge bei chronischen Schmerzen aufweisen, zugleich eine Steigerung der Selbstwirksamkeitserwartung statt ?(Schneider & Rief, 2007)
Stichprobe	An der Studie waren 1065 Personen beteiligt. Das Durchschnittsalter betrug 64,58 Jahre. Der Großteil der Teilnehmer waren Frauen (60%), mit der Hauptdiagnose Hüftarthrose. Die Probanden befanden sich alle in	Insgesamt haben 316 Personen teilgenommen und waren im Mittel 47,9 Jahre alt. Überwiegend haben weibliche Personen mitgemacht. Die Probanden sind alle in einer stationären psychosomatischen

4

	einer Rehabilitation nach Hüftgelen-kersatz. (Dohnke et al., 2006).	Rehabilitation mit der Diagnose „Anhaltende somatoformer Schmerzstörung (Schneider & Rief, 2007).
Materialien/ Text	Die Studie wurde vor Beginn der Reha, nach Ende der Reha und sechs Monate nach der Reha mit jeweils verschiedenen Fragebögen durchgeführt: - Fragebogen über die Schmerzen am operierten Hüftgelenk - Fragebogen über die Einschränkungen bei den Ausübungen von verschieden Aktivitäten - Fragebogen zu Behandlungsergebnisserwartung - Fragebogen zur Selbstwirksamkeitserwartung Fragebogen mit einer dreistufigen Skala des emotionalen Wohlbefindens. (Dohnke et al., 2006). *Die ersten vier Fragebögen beinhalten jeweils eine Antwortskala.	Erhoben wurde die Studie mit Fragebögen und Skalen: - Aachener Selbstwirksamkeitsfragebogen, - Fragebogen zur Erfassung der Schmerzverarbeitung - Pain Disability Index, - Allgemeine Depressionsskala, - Interaktions-Angstfragebogen und Erfolgsratings (Schneider & Rief, 2007).
Untersuchungsdesign	Die Studie wurde zu mehreren Zeiträumen durchgeführt. Diesbezüglich ist sie eine Längschnittstudie. (Dohnke et al., 2006).	Die Studie wurde im Alltag ausgeführt. Diesbezüglich ist sie eine Feldstudie (Schneider & Rief, 2007).
Hauptergebnisse	Patienten mit ausgeglichenem Wohlbefinden und geringen Depressivitätswerten haben wahrscheinlich größeren Erfolg, die Reha mit geringen Schmerzen zu verlassen, als Patienten mit einer geringen Selbstwirksamkeitserwartung (Dohnke et al., 2006).	Bei Patienten mit chronischen Schmerzstörungen ändert sich die Kompetenzerwartungen je nachdem, ob der Patient Veränderungen und Erfolgserlebnisse in Bezug auf die Schmerzstörungen festgestellt hat (Schneider & Rief, 2007) .

1.3.1 Kritischer Vergleich

Die Studie von Dohnke B., Müller-Fahrnow W. und Knäuper B. behandelt die Thematik „ Der Einfluss von Ergebnis- und Selbstwirksamkeitserwartung auf die Ergebnisse einer Rehabilitation nach Hüftgelenkersatz"(Dohnke et al., 2006).

Hingegen behandelten Schneider und Rief die Thematik „Selbstwirksamkeitserwartung und Therapieerfolge bei Patienten mit anhaltender somatoformer Schmerzstörung" (Schneider & Rief, 2007). Beide Studien fanden in einer stationären Reha Einrichtung statt. Jedoch setzten beide verschiede Schwerpunkte. Die Studie von Dohnke et al. fand in einer orthopädischen Reha statt, die untersuchte, ob Patienten mit hoher Selbstwirk-samkeitserwartung am Anfang einer Reha, eine höhere Chance haben, am Ende der Reha bessere Ergebnisse der Heilung zu erzielen. Schneider und Rief untersuchen in einer psychosomatischen Rehabilitation, ob eine gesteigerte Selbstwirksamkeitserwar-tung zu vermehrten Therapieerfolgen bei Patienten mit chronischen Schmerzen führt. Im Vergleich zu den Studien lässt sich herausstellen, dass die Thematik unterschiedliche Themen hat, jedoch der Schwerpunkt gleich ist, „Aufbau von Selbstwirksamkeitserwar-tung" wird bei beiden Studien behandelt.

Dohnke et al. untersuchte seine Ergebnisse über einen längeren Zeitraum, weswegen es sich um eine Längsschnittstudie handelt (1065 Teilnehmer).Das Durchschnittsalter be-trug 64,58 Jahre. Die Mehrheit der an dieser Längsschnittstudie teilnehmenden Perso-nen waren mit 60% Frauen. Bei der Hauptdiagnose handelt es sich um Hüftarthrose. Hingegen verwendet Schneider und Rief eine Feldstudie mit nur 316 Teilnehmern, die wesentlich jünger waren. Durchschnittlich 47,9 Jahren. Die Teilnehmer der Studie wa-ren wie auch bei Dohnke et al. größtenteils weibliche Personen, jedoch mit der Hauptdi-agnose der anhaltenden somatoformer Schmerzstörung. Beide Studien erheben ihre Da-ten durch mehrere Fragebögen mit Antwortskalen. Bei der Studie von Dohnke et al. wird die Erhebung der Daten am Anfang, am Ende und nach 6 Monaten durchgenom-men. Bei Schneider und Rief nur einmal.

Beide Studien kommen zu einem ähnlichen Ergebnis: Durch positive Ergebnisse der Therapie, aber auch durch das eigene positive Wohlbefinden der Person wird die Selbstwirksamkeitserwartung gesteigert. Diese Erwartung hat für Patienten höhere The-rapieerfolge zur Folge als für ein mit geringerer Selbstwirksamkeitserwartung.

2 Literaturrecherche zu Bulimia nervosa

2.1 Definition Bulimia nervosa

Die Ess-Brech-Sucht, in der Fachsprache Bulimia nervosa genannt, ist durch eine hohe Aufnahme von verschiedenen Lebensmitteln gekennzeichnet, die zügiger konsumiert werden, als gewöhnlich. Infolgedessen wird der Betroffene den Essanfall durch eine Gegenlösung ausgleichen. Oftmals beinhaltet die Gegenlösung das Selbstauslösen des eigenen Erbrechens. Durch dieses Verhalten versuchen Betroffene dem Zunehmen an Körpermasse zu entgehen. Dieses Verhalten soll das Wohlbefinden des Betroffenen steigern. Diese Anfälle kommen in der Regel mindestens dreimal am Tag vor (Caspar, Pjanic & Westermann, 2018, S.91-94).

2.2 Entstehung von Bulimia nervosa

Essstörungen, beziehungsweise Bulemie nervosa ist eine vielseitige Störung mit verschiedenen Ursachen. Damit diese Essstörung überhaupt ausbrechen kann, treffen verschiedenartige Faktoren aufeinander. Risikofaktoren für das Entstehen können genetische Faktoren sowie individuell psychologische aber auch soziokulturelle Einflüsse sein. Ungünstige Einflüsse durch Umwelt, Familie oder auch durch Freunde können Jugendlichen und junge Erwachsenen ein mangelndes Selbstwertgefühl geben. Durch das schlechte Gewissen zu viel gegessen zu haben und die Befürchtung dadurch Körperfett anzusetzen ,wird das eigene Erbrechen ausgelöst, um sich besser zu fühlen. Das Verlangen, dünn zu sein und somit einem Schönheitsideal oder auch einer bestimmten Erwartung, wie der eigenen zu entsprechen, ist ein wesentlicher Faktor dieser Krankheit. Um das bestimmte Gewicht zu halten treiben Betroffene in der Regel zusätzlich mehrere Stunden Sport, somit wird der sowieso geschwächte Köper durch die körperliche Belastung noch weiter geschwächt. Durch das Verlangen schlank zu sein, beziehungsweise schlank zu werden und durch die sich ständige wiederholenden Essanfälle, geraten Betroffene in eine Art Teufelskreis (Bundeszentrale für gesundheitliche Aufklärung, 2018, S. 20- 23).

2.3 Theoretische Grundlagen

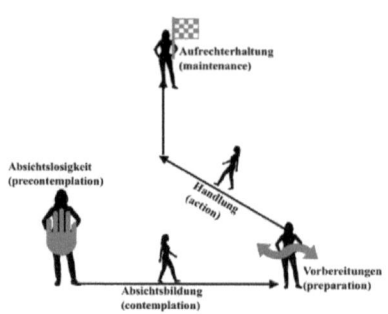

Abbildung 2: Fünf Stufen der Verhaltensänderung

(modifiziert nach Buckwort & Dishman 2002, S. 220)

Das Transtheoretische Modell (TTM) kann verwendet werden um ein Ernährungsverhalten bezüglich der Bulemie zu ändern. In der ersten Stufe „precontemplation", der Absichtslosigkeit, hat der Bulimiker keinerlei Absicht sein Verhalten in den nächsten sechs Monaten zu ändern. Die Person möchte ihr jetziges Verhalten nicht aufgeben und macht so weiter wie vorher. In der nächsten Phase, „contemplation", also der Absichtsbildung findet eine Auseinandersetzung mit der Essstörung

statt. Der Betroffene hat vor, sein Verhalten in den nächsten sechs Monaten zu ändern. In dieser Phase findet lediglich eine gedankliche Auseinandersetzung statt. Es wird noch kein Verhalten geändert. Dies findet in der nächsten Phase der „preparation" auch Vorbereitung genannt, statt. Jetzt findet beim Bulimiker eine kognitive Veränderung statt. Es wird der Vorsatz gefasst, im nächsten Monat eine Änderung des Essverhaltens zu vollziehen. Die vierte Phase, „Action" genannt, beinhaltet die Umsetzung des Vorsatz. Die essgestörte Person hat sein Verhalten seit weniger als sechs Monaten geändert, welche die Genesung fördert. In der letzten Phase, „maintenance", wird das Zielverhalten seit mehr als sechs Monaten aufrechtgehalten und das Problemverhalten dauerhaft aufgegeben (Buckworth & Dishman, 2002).

2.4 Überblick über aktuelle Daten und Fakten

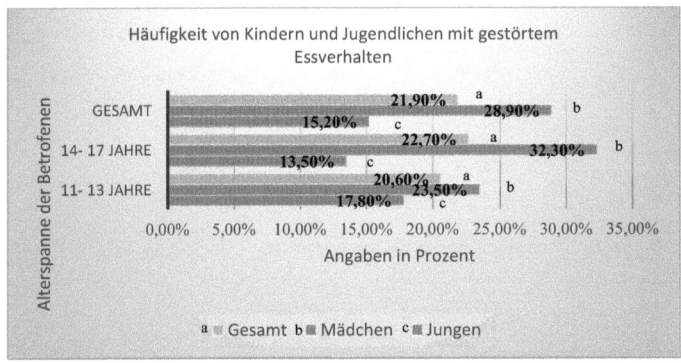

Abbildung 3: Häufigkeit von Kindern und Jugendlichen mit gestörten Essverhalten

(modifiziert nach Robert Koch- Institut, 2008)

Die Grafik zeigt die Häufigkeit von Kindern und Jugendlichen mit gestörtem Essverhalten. Die Abbildung zeigt deutlich, dass Mädchen ein größeres Risiko haben eine Essstörung zu entwickeln, als Jungen. Die Studie wurde mit 6.623 Personen durchgeführt, davon waren Mädchen in beiden Altersspannen, einmal von elf bis dreizehn und einmal von vierzehn bis siebzehn Jahren, mehr betroffen als Jungen. 21,90 % der gesamten Personen haben ein Risiko an einer Essstörung zu erkranken. Bei Mädchen steigt das Risiko an einer Essstörung zu erkranken bis zum 17. Lebensjahr bis auf 30,1 %.Dagegen reduziert sich der Anteil bei Jungs auf 12,8% (Bundeszentrale für gesundheitliche Aufklärung, 2008). Beobachtet man eine bestimmte Zeitspanne eines Jahres, leiden von insgesamt 1000 Frauen zwischen zwölf und 35 Jahren circa fünf bis zwölf Personen an Bulimie.

9

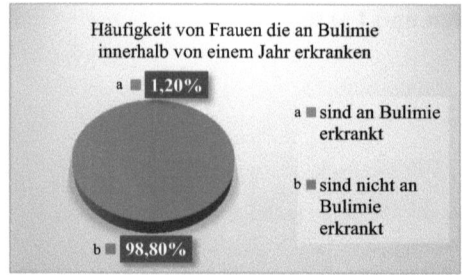

Betrachtet man die Lebenszeitprä-
valenz von 1000 Frauen, sind circa 13
bis 17 Frauen betroffen (Bundeszentrale für gesundheitliche Aufklärung,
o.J.).

Abbildung 4:Frauen, die innerhalb von einem Jahr an Bulimie erkrankten
(modifiziert nach Cremer et Al., o.J.)

2.5 Prävention- und Interventionsprogramme

Um das Ausbrechen einer Essstörung zu verhindern wurde in einer Pilotstudie „ Indizierte Prävention von Essstörungen" von Köster G, Dannigkeit N., Tuschen-Caffier B.
ein

Präventionsprogramm entwickelt um Essstörungen junger Frauen vorzubeugen. Keine
der Frauen war erkrankt und bei keiner der Frauen gab es Anzeichen auf eine Essstörung. Demnach achten alle Frauen auf ihr Gewicht und Essverhalten. Die jungen Frauen
zwischen 16 und 25 Jahren befanden sich alle in einem Risikoalter für die Entwicklung
von Essstörungen. Die Studie entwickelte ein ambulantes Programm, welches an vier
bis sechs Teilnehmerinnen durchgeführt wurde. Sie umfasste zehn Sitzungen á 90 Mi-
nuten, die wöchentlich stattfandet. Die Behandlung orientierte sich am kognitiv-
behavioral Behandlungskonzept bestehend aus drei Behandlungsschwerpunkten. Der
erste Punkt besteht aus der Ernährungsumstellung. Die Teilnehmer sollen Informationen
über ein gesundes, normales Essverhalten erhalten und eine Änderung des bisherigen
Verhaltens herbeiführen. Im weiteren Verlauf wird ein Ernährungsprotokoll erstellt.
Durch dieses Protokoll erfolgt die spätere Auswertung. Der zweite Punkt der Therapie
beinhaltet die Veränderung der negativen Einstellungen zur eigenen Köperfigur und
zum eigenen Körpergewicht. In diesem Schritt setzten sich die jungen Frauen auch mit
dem gängigen Schönheitsideal auseinander, sodass die Teilnehmer ihr eigenes Empfin-
den und Erleben hinterfragen können. Ziel bei diesem Punkt ist die eigene Wahrneh-
mung der Figur und des Gewichts. Der dritte Schwerpunkt untersucht den Zusammen-
hang zwischen Belastungen und Essverhalten. Dieser Schwerpunkt beinhaltet Gründe
warum in verschieden Situationen, wie in Phasen von Stress oder Konflikten gegessen

wird. Anschließend wird eine Lösung des Problems erarbeitet und durch Rollenspiele verdeutlicht.

Die Ergebnisse der Pilotstudie deuten darauf hin, dass die Therapien in die gewollte Richtung führen kann, um problematisches Essverhalten zu reduzieren. Es wurde andauernde positive Veränderungen des Verhaltens, aber auch der Einstellungen zum Essverhalten und der Figur festgestellt (Köster, Dannigkeit & Tuschen-Caffier, 2005).

2.6 Konsequenzen für eine gesundheitsorientierte Beratung

Eine gesundheitsorientierte Beratung sollte am besten im Kindesalter erfolgen, denn das Ernährungsverhalten legt den Grundstein für das weitere Leben. Dinge, die in der frühen Kindheit erlernt wurden, sind nachhaltig prägend für das weitere Leben. Fehlernährungen im Erwachsenenalter wird meist auf die Kindheit zurückgeführt. Deswegen sollte im Kindesalter gesundheitsfördernde Maßnahmen erfolgen, um die Gesundheit aber auch das eigene Wohlbefinden zu stärken. Eine gesundheitsorientierte Beratung sollte nicht nur primär Prävention, also die Verhinderung der Entstehung betreiben, sondern auch die sekundäre Prävention. Sekundäre Prävention hat zum Ziel, eine bereits vorliegende Essstörung zu korrigieren. Ziel des Beraters ist es also, nicht nur die Entstehung zu verhindern, sondern auch bei einem vorhanden Fehlverhalten eine Problemlösung zu finden (Philipps, 2004, S. 45-46).Um dieses Ziel zu verdeutlichen stellt die Deutsche Gesellschaft für Ernährung einen Ernährungskreis auf. Dieser verdeutlicht die Wichtigkeit von einzelnen Lebensmittelgruppen, welche für den Körper wichtig sind, um alle Nährstoffe zu bekommen, die er braucht. Durch eine gesundheitsorientierte Beratung über die wichtigen Gruppen des Ernährungskreises und deren Menge, soll verdeutlicht werden, wie wichtig eine ausgewogene Ernährung ist. Wasser steht in diesem Kreis im Mittelpunkt, gefolgt von pflanzlichen Lebensmitteln und den in Maßen zu genießenden tierischen Lebensmitteln. Öle und Fette bilden den Schluss. Eine Konsequenz für eine gesundheitsorientierte Beratung könnte einer Bulimie vorbeugen und ein Fehlverhalten bezüglich der Ernährung stark verringern (Deutsche Gesellschaft für Ernährung e.V., 2017).

3 Aufgabe 3 – Beratungsgespräch

Frau M. ist eine 30-jährige Frau mit zwei Kindern. Sie arbeitet 20 Stunden in der Woche in einer Stadtverwaltung und hat laut eigener Aussage keine Zeit sich körperlich zu betätigen Frau M.s Ziel ist es, ihr Gewicht durch richtige Ernährung und gesteigerte körperliche Aktivität zu reduzieren.

3.1 Das Transtheoretische Modell in Bezug auf Fallbeispiel 1

Das Transtheoretische Modell (TTM) oder auch „State of Change" , wurde von Prochaska entwickelt. Das TTM beschreibt die Verhaltensänderung eines Menschen in fünf Stufen. Im Weiteren werde ich kurz die Stufen nennen und anschließend auf Fallbeispiel 1 anwenden. Die erste Stufe des TTM ist die Absichtslosigkeit. Danach folgt die Absichtsbildung und im Weitern die Vorbereitung. Die vorletzte Stufe ist die Handlung und die letzte Stufe ist die Aufrechthaltung (Buckworth & Dishman, 2002).

Bezieht man nun das Fallbeispiel auf das Model von Prochaska, ist zu erkennen, dass sich Frau M. aktuell auf Stufe zwei befindet. Dies ist die Absichtsbildung. Frau M. möchte ihr Gewicht reduzieren und ihr Essverhalten ändern. Sie ist sich bewusst, dass ihr Übergewicht von mangelnder körperlicher Aktivität, sowie von ihrer Fehlernährung kommt. Sie möchte ihre Lebenseinstellung ändern, jedoch weiß sie noch nicht wie.

3.1.1 Gesundheitspsychologische Ziele im Verlauf der Beratung

Bei Frau M. steht im Vordergrund der Beratung Ressourcen und Motivation zu steigern, aber auch Risikofaktoren zu vermindern. Im nächsten Schritt braucht Frau M. klar definierte Ziele in einem für sie erfüllbaren und zumutbaren Zeitraum, damit ihre Motivation nicht gesenkt wird . Ziele können wie folgt aussehen: Frau M. geht ab nächsten Monat zweimal in der Woche in ein Gesundheitszentrum, wo sie mit einem Personal Trainer trainiert, der ihr die Übungen deutlich zeigt, damit sie keine Fehler macht. Zuzüglich sollte Frau M. an Kursen im Gesundheitszentrum teilnehmen und sie bekommt einen individuell angepassten Ernährungsplan, welcher zu ihrem Alltag passt. Damit Frau M. alles besser nachvollziehen kann wird durch die Smart-Formel die Zielbildungsphase verdeutlicht (Wastian & Poetschki, 2016, S. 25).

Diese setzt sich ausfolgenden Punkten zusammen:

Spezifisch: Frau M. will ihr Gewicht reduzieren, um ihre Fitness zu verbessen. Sie würde dies mit einem Personal Trainer und Kursen absolvieren, zugleich bekommt sie einen individuellen Ernährungsplan.

Messbar: Frau M. wiegt 98 kg und möchte ihr Gewicht um 20 Kilogramm auf 78kg reduzieren. Attraktiv: Anfang nächsten Monat wird Frau M. beginnen und geht dafür 2-mal in ein Gesundheitszentrum. Je eine Stunde personal Training und danach absolviert sie einen Kurs. Frau M. wird sich durch die Ernährungsumstellung und dem Sport körperlich wohler fühlen . Außerdem wird sie fest, dass ihre Lieblingsjeans wieder passt. Realistisch: Von jetzt an, wird Frau M. nach dem Abendessen keine zusätzlichen Lebensmittel mehr zu sich nehmen. Terminiert: Im ersten Halbjahr wird Frau M. 5kg abnehmen und weitere 5kg bis Silvester. Frau M. weiß jetzt genau welche Ziele erreicht werden sollen und wie dies geschieht.

3.2 Rolle des Beraters

Der Berater sollte sich mit dem Problem und wünschen des Klienten vertraut machen und durch Gespräche herausfinden, welche diese sind. Es soll rausgefunden werden, woher das entstandene Problem kommt. Zusammen mit dem Klienten erstellt der Berater gemeinsam eine individuell auf den Kunden angepasste Zielbestimmung und gibt selbst kein Ziel vor. Dem Klienten soll sein Problem eigenständig bewusstwerden und eine Lösung finden, die zu ihm passen. Der Berater ist lediglich eine Bezugsperson, welche Informationen und Wissen vermittelt, damit der Klient auf den richtigen Weg kommt.

3.2.1 Haltung in der Beratung

Im Allgemeinen versteht man unter dem Begriff „Haltung", die Körperhaltung zugleich aber auch die mentale Haltung. Haltung in Bezug auf die Beratung hat etwas mit Halt haben oder auch Halt geben zu tun (Königswieser & Hillebrand, 2006, S. 74). Durch die Körperhaltung, Gestik, aber auch die Mimik des Beraters kann dieser durch seine Erscheinung eine Ausdrucksqualität bieten. Durch die Ausdrucksqualität wird dem Klienten Wertschätzung, sowie das Interesse des Beraters an dem Anliegen des Kunden vermittelt. (Tomaschek, 2009).

3.2.2 Kommunikation in der Beratung

Kommunikation findet meist nonverbal statt. Es ist ein wechselseitiger Austausch von Zeichen, Signalen und Symbolen zwischen zwei Personen. Für die meisten Menschen ist Kommunikation der Austausch von verbalen Informationen. In der Beratung hat der nonverbale Austausch eines höheren Stellenwertes als der verbale. Da nonverbale Kommunikation überzeugender und weniger kontrolliert ist als verbale, zeigt der nonverbale Informationsaustausch echter Informationen und kann aufschlussreicher sein, als der Gesprächsinhalt. Über Stimme, Betonung oder auch Aussprache des Beraters begleitet mit der Mimik und Gestik, kann der Klient das Interesse über die eigenen Probleme beim Berater feststellen. Der Schlüsselpunkt ist also die Mimik und die Gestik in der Beratung, da neben der inhaltlichen Kommunikation Freude und Ernst, Belustigung oder Dessinteresse gezeigt werden kann. Klienten können wahrnehmen, ob der Berater bei der Sache ist oder die Beratung schnell hinter sich haben möchte. Der Berater kann auch durch das Ausdrucksverhalten des Klienten herausfinden, wie er Zugang zu den Klienten findet. Beispielweise visuell, auditiv, kinästhetisch, olfaktorisch oder gustatorisch. An diese Kriterien muss sich der Berater nonverbal und verbal anpassen um das Gespräch, beziehungsweise die Beratung zu verbessern (Schäfter, 2010, S.121)

3.3 Das Beratungsgespräch

3.3.1 Auflistung der angewandten Werkzeuge

Im Folgendem Teil werden die einzelnen Werkzeuge , Instrumente und offene Fragen vorgestellt, die in dem Gesprächsverlauf angewandt wurden, beziehungsweise aufgekommen sind. Die Kosten- Nutzen- Analyse wird verwendet um zu verdeutlichen, welche Vor- und Nachteile es bringt sein Verhalten dauerhaft zu ändern. Angewandt wird dieses Werkzeug in der Intentionsphase. In der Intentionsphase werden größtenteils offenen Fragen verwendet, um Beweggründe der Person aber auch die Motive zu ermitteln. Mit der „SMART"-Formel werden die Ziele sowie Teilziele der Person deutlich definiert und entwickelt. Die Formel besteht aus einer spezifischen, messbaren, attraktiven, realistischen und terminierten Formulierung und wird in der Intentionsphase aber auch in der zweiten Phase, der Präaktionalen Volitionsphase eingesetzt.

3.3.2 Gesprächsverlauf

Am Empfang steht um 10 Uhr Frau M., die einen Termin für ein Beratungsgespräch hat. Von einer Kollegin am Empfang wurden schon alle Kontaktdaten aufgenommen. Ich (V. H., ihre Beraterin) werde Frau M. jetzt zu Ihrem Beratungsgespräch abholen und in mein Büro begleiten.

Frau H.: „ Guten Morgen, sind Sie Frau M. ?"

Frau M.: „ Hallo, ja ich bin Frau M."

Frau H.: „ Schön Sie kennenzulernen, mein Name ist H. und ich bin Ihre Beraterin.

Frau M.: „ Vielen Dank für den schnellen Beratungstermin, aber nennen Sie mich doch bitte E., sonst fühle Ich mich so alt (lacht)."

Frau H.: „ Sehr gerne E., ich heiße V.. E. ich würde vorschlagen, dass wir in mein Büro gehen, da können wir alles in Ruhe besprechen."

Frau M.: „ Einverstanden"

Frau H.: (Lächelnd) „ Gut, dann folge mir E."

Angekommen im Büro:

Frau H.: „ E., nehme doch bitte Platz. Möchtest du etwas zu trinken? Ein Kaffee oder ein Wasser?"

Frau M.: (Setzt sich hin) „ Ja sehr gerne, einen Kaffee würde ich nehmen. Danke."

Ich setzte mich gegenüber von E.. Ihre bereits vorhandene Information lege ich mir auf den Tisch, mit weiteren Blättern und Stiften.

Frau H.: „ E. was führt dich denn zu uns? Bisher konnte ich in den vorhandenen Informationen entnehmen, dass du körperlich aktiver werden möchtest.

15

Frau M.:" Ja, genau. Ich fühle mich in den letzten Jahren unwohl in meiner Haut. Du siehst bestimmt selber, dass ich ein paar Kilos zu viel auf den Rippen habe. Ich hoffe du kannst mir beim Abnehmen helfen."

Frau H.: „E., bevor wir uns einen Plan erarbeiten möchte ich noch etwas mehr über Dich erfahren, wie sieht dein Alltag aus bezüglich Arbeit, Familie, und Essverhalten?"

Frau M.:" Ich bin Mutter von zwei Kindern und arbeite 20 Stunden in der Woche als Sekretärin in der Stadtverwaltung. Durch den Stress auf der Arbeit und im Haushalt esse ich sehr unregelmäßig und auch nicht gerade ausgewogen. Früher, als meine Kinder noch nicht auf der Welt waren habe ich regelmäßig Sport getrieben, doch jetzt habe ich keine Zeit mehr dafür. Abends wenn die Kinder im Bett sind und mein Mann Zuhause ist, fällt es mir schwer diese Zeit mit Sport zu verbringen. Ich möchte unbedingt abnehmen, aber ich weiß einfach nicht wie ich das in meinen Alltag unterbringen kann."

Frau H.: „ E. ich kann dich verstehen. Woher kommt denn dieser Gedanke, etwas ändern zu wollen, beziehungsweise was möchtest du konkret ändern?"

Frau M.: (traurige Stimme)„Ich habe vor paar Wochen mit meiner Familie alte Bilder von früher angeschaut und habe einen Schock bekomme, als ich gesehen habe wie ich früher ausgesehen habe und wie ich jetzt ausschaue. In mein altes Lieblingskleid passe ich auch nicht mehr rein. Außerdem betont meine Mutter öfters ich müsse unbedingt was an meinem Essverhalten, aber auch an meinem Gewicht etwas ändern, bevor mein Körper eine Krankheit entwickelt. Durch diese Punkte habe ich selber verstanden, dass ich Abnehmen muss und mein Essverhalten ändern sollte."

Frau H.: „E., was denkst du, könnte passieren, wenn du so weiter machst, wie bisher?"

Frau M.: „ Naja, man hört und sieht es durch das Fernsehen ja öfters, dass Leute Diabetes oder auch an Herz-Kreislauf- Erkrankungen erkranken durch Übergewicht."

Frau H.: „ Was hältst du davon, wenn wir uns mal eine Kosten-Nutzen-Waage aufstellen. Du kannst dann alle Vor- und Nachteile aufzählen, die für, und auch gegen eine kurz-, aber auch langfristige Verhaltensänderung sprechen."

Frau M.: (Nickend) „ Ja, ich glaube das ist eine gute Idee"

Tabelle 2: Kosten-Nutzen-Analyse für eine Verhaltensänderung (eigene Darstellung)

Folgen	Keine Verhaltensänderung	Verhaltensänderung
Kurzfristig	- Gemütlich - Fast Food, weniger Zeitaufwand -	- Organisationsaufwand - Weniger Zeit für Familie
Langfristig	- Krankheiten wie, Diabetes folgen - Die Beweglichkeit nimmt ab	- Bessere Figur - Körperlich fitter - Steigerung des Wohlbefindens - Mehr Energie - Krankheitsrisiko wird gesenkt

Frau H.: „Das sieht doch schon echt gut aus E.. Wenn du dir deine Abbildung nochmals betrachtest, was kannst Du für Dich gewinnen, wen Du Dein Verhalten änderst?"

Frau M.: „Ich kann deutlich erkennen, dass die langfristigen Vorteile der Verhaltensänderung überwiegen und Ich bin bereit mein Leben umzustellen!"

Frau H.: „Genau, die langfristigen Vorteile überwiegen deutlich. Schön das du für eine Veränderung bereit bist. E., siehst Du noch Schwierigkeiten, die dich von deinem Ziel abhalten ?

Frau M.: „Ich weiß noch nicht genau wie meine Familie die Umstellung findet und wie ich mich organisieren soll, mein Essverhalten ist auch noch so ein Punkt, der mir im Weg steht."

Frau H.: „Ich würde vorschlagen, bevor wir zum Essverhalten kommen, sollten wir erst unsere Ziele formulieren. Wie viel möchtest Du überhaupt abnehmen E.?"

Frau M.: „Ich würde insgesamt gerne, 20 Kilogramm abnehmen, das ist mein Ziel."

Frau H.: „Gut, ich würde aber vorschlage, um auf dein Zielgewicht zu kommen setzten wir uns Teilziele, um den Erfolg besser festzustellen und weniger Druck zu haben. E. wir, beziehungsweise Du erstellst Dir mit der „SMART"- Formel ein Ziel, damit dieses Ziel zu dir passt werden wir dies richtig ausformulieren."

Frau M. wird mit mir ihrer Beraterin, anhand der SMART-Formel eine spezifische, messbare, attraktive, realistische und terminierte Aussage formulieren, damit ihr Ziel klar formuliert ist.

Frau M.:" Ich E. M., gehe ab Anfang nächsten Monat 2-Mal wöchentlich in ein Gesundheitszentrum für circa 2 Stunden und besuche auch Kurse, die mir Freude machen. Damit meine Familie nicht zu kurz kommt, gehe ich jeden Sonntag gemeinsam um den See spazieren, der bei uns im Dorf ist. Um meine Ernährung umzustellen werde ich jeden Donnerstag von 16:00 Uhr bis 17:00 Uhr in eine Ernährungsberatung gehen. Durch mein geändertes Ernährungsverhalten und den regelmäßigen Sport , wird mein Gewicht jeden Monat um 3 Kilogramm reduziert. Im ersten halben Jahr werde ich mindesten 10 Kilogramm abnehmen und bis Silvester die restlichen 10 Kilogramm."

Frau H. Sehr gut E., die Formulierung hört sich realistisch und machbar an. Als letzten Schritt möchte ich mit Dir noch ein paar Verstärker für Dich überlegen, die dich motivieren sollen. Damit Du deine Vorsetze die wir erstellt haben umsetzten kannst. E., womit möchtest Du Dich belohnen? Beziehungsweise, was könnte Dir beim Umsetzten helfen?"

Frau M.: „ Mir würde es helfen, wenn ich einmal nicht zum Training erschienen bin, dass der Trainer mich anrufen könnte. Das wäre eine gute Unterstützung. Somit habe ich wieder Motivation zum Training zu gehen. Als Belohnung wäre ein Kurzurlaub ganz schön.

Frau H.:" Das hört sich doch alles sehr gut an E.. Was hältst Du davon, wenn nach jedem erfolgreichen Monat du mit deiner Familie ein schönes Wochenende verbringst und was unternimmst."

Frau M.: „ Das ist eine sehr gute Idee, so werde Ich es machen."

Frau H.: „ E. für Heute sind wir dann erstmal fertig, wir haben sehr viel geschafft. Wir sehen uns dann nächste Woche, wenn du mit deinem Vorhaben startest."

4 Literaturverzeichnis

Buckworth, J. & Dishman, R. K. (2002). *Exercise Psychology*. Human Kinetics.

Bundeszentrale für gesundheitliche Aufklärung. (2018). Essstörung- Was ist das?. Zugriff am 10.04.19. Verfügbar unter https://www.bzga-essstoerungen.de/materialien/

Bundeszentrale für gesundheitliche Aufklärung. (o.J.). Wie häufig sind Essstörungen?. Zugriff am 11.04.19. Verfügbar unter https://www.bzga-essstoerungen.de/wie-haeufig-sind-essstoerungen/#c747

Caspar, F., Pjanic, I. & Westermann, S. (2018). *Klinische Psychologie* (Basiswissen Psychologie Lehrbuch). Wiesbaden: Springer VS.

Deutsche Gesellschaft für Ernährung e.V..(2017).Ernährungskreis. Zugriff am 12.4.2019. Verfügbar unter: https://www.dge.de/ernaehrungspraxis/vollwertige-ernaehrung/ernaehrungskreis/

Dohnke, B., Müller-Fahrnow, W. & Knäuper, B. (2006). Der Einfluss von Ergebnis- und Selbstwirksamkeitserwartungen auf die Ergebnisse einer Rehabilitation nach Hüftgelenkersatz. *Zeitschrift für Gesundheitspsychologie, 14*(1), 11–20. https://doi.org/10.1026/0943-8149.14.1.11

Egger, J. W. (2015). Selbstwirksamkeit (Integrative Modelle in Psychotherapie, Supervision und Beratung). In J.W. Egger (Hrsg.), *Integrative Verhaltenstherapie und psychotherapeutische Medizin: Ein biopsychosoziales Modell* (S. 283–311). Wiesbaden: Springer Fachmedien Wiesbaden. https://doi.org/10.1007/978-3-658-06803-5_12

Gölz, C., Schwarzer, R. & Fuchs, R. (1998). Selbstwirksamkeit zu gesunder Ernährung: Erprobung eines Messinstruments an Patienten mit Fettstoffwechselstörungen. Journal of Public Health, 6 (1), S. 34-43.

Königswieser, R., & Hillebrand, M. (2006). Haltung in der systemischen Beratung. *Systemische Organisationsentwicklung und Beratung bei Veränderungsprozessen*, S. 74.

Köster, G., Dannigkeit, N. & Tuschen-Caffier, B. (2005). Indizierte Prävention von Ess-störungen:: Eine Pilotstudie zu einem ambulanten Gruppenprogramm. *Zeitschrift für Gesundheitspsychologie, 13*(2), 102–107. https://doi.org/10.1026/0943-8149.13.2.102

Philipps, U. (2004). *Evaluation gesundheitsfördernder Maßnahmen bezüglich des Ernährungsverhaltens von Grundschulkindern.* Julius Klinkhardt.

Schäfter, C. (2010). Die nonverbale Kommunikation in der Beratung. In C. Schäfter (Hrsg.), *Die Beratungsbeziehung in der Sozialen Arbeit: Eine theoretische und empirische Annäherung* (S. 119–140). Wiesbaden: VS Verlag für Sozialwissenschaften. https://doi.org/10.1007/978-3-531-91928-7_6

Schneider, J. & Rief, W. (2007). Selbstwirksamkeitserwartungen und Therapieerfolge bei Patienten mit anhaltender somatoformer Schmerzstörung (ICD-10: F45.4). *Zeitschrift für Klinische Psychologie und Psychotherapie, 36*(1), 46–56. https://doi.org/10.1026/1616-3443.36.1.46

Tomaschek, N. (Hrsg.). (2009). *Systemische Organisationsentwicklung und Beratung bei Veränderungsprozessen: ein Handbuch* (Management / Organisationsberatung) (2. Aufl.). Heidelberg: Carl-Auer-Systeme Verl.

Wastian, M. & Poetschki, J. (2016). Zielklärung und Zielerreichung im Coaching: Ergebnisse einer qualitativen Untersuchung von Coaching-Prozessen. *Coaching | Theorie & Praxis, 2*(1), 21–31. https://doi.org/10.1365/s40896-016-0011-3

4.1 Abbildungs- und Tabellenverzeichnis

4.1.1 Abbildungsverzeichnis

4.1.2 Tabellenverzeichnis

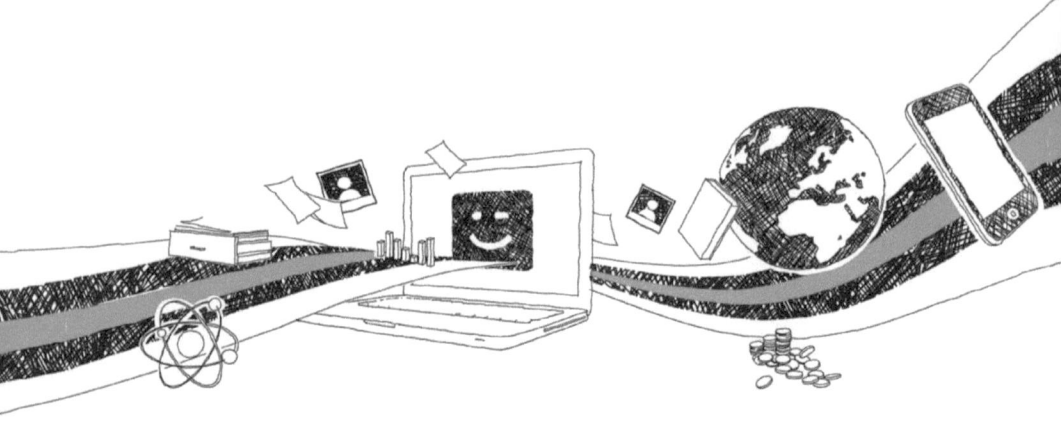
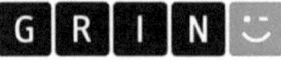